Table des matières

Les tortillas à la farine faites maison sont si fraîches et délicieuses que vous pouvez certainement goûter la différence avec les pâtes faites dans le commerce. version pré-achetée. La meilleure partie est qu'ils sont incroyablement faciles à préparer et que vous n'avez besoin que de quatre ingrédients simples. Une fois que vous avez fait un lot de tortillas maison, les possibilités sont infinies. Ils sont parfaits pour Taco mardi et ont bon goût avec l'une de vos garnitures de taco préférées. Ces tortillas se prêtent également bien aux duesadillas maison. La clé pour faire des tortillas bien dorées et qui ne collent pas à la poêle est de s'assurer que la poêle est très bien préchauffée er haute chaleur. Cela garantira que la pâte commencera immédiatement à cuire lorsqu'elle atteindra la surface, puis gonflera rapidement. La tortilla est prête à s'envoler lorsqu'elle s'éloigne de la casserole facilement sans aucune adhérence. Lisez ce guide de recette simple pour les tortillas de farine et vous saurez bientôt comment faire des tortillas à partir de zéro, comme au Mexique !

CHAPITRE UN

Quelle est l'histoire derrière Tortilla ?

Ayant été trouvées au Mexique, les tortillas tirent leur nom des Espagnols qui ont trouvé la perle plate sans levain au Mexique et ont décidé de lui donner ce nom impropre . Il vient du mot espagnol " torta " qui se traduit par "petit gâteau rond".

Les tortillas remontent à il y a 10 000 ans, au cours desquelles elles étaient un aliment essentiel pour les Aztès. La légende veut que les tortillas aient été introduites pour la première fois par un paysan maya afin de nourrir son roi affamé. Ils ont été initialement fabriqués à partir de maïs et on pense que la toute première tortilla a été consommée par les consommateurs espagnols.

Après avoir trouvé des tonnes d'or et l'avoir renvoyé en Espagne, ces conducteurs ont réussi à atteindre les hauts plateaux mexicains où ils sont tombés sur cet endroit inhabituel. et un type de nourriture inhabituel. À ce moment-là, il s'appelait 'Tlaxcalala', après quoi les Espagnols les ont surnommés 'tortillas'.

À l'époque, les tortillas étaient fabriquées à l'aide d'une ancienne méthode qui consistait à faire tremper les grains de maïs dans une solution de chaux jusqu'à ce que la peau même chose sur le maïs facilement. Après cela, les grains trempés ont été transformés en masse , tous appelés pâte de maïs. Vous verriez généralement des femmes broyer les grains avec une dalle de pierre.

Une fois que la pâte a atteint la consistance désirée, elle a été séparée en boules individuelles. Chaque balle a ensuite été placée entre les mains mouillées, tapotée et aplatie en une fine crêpe, jusqu'à ce qu'elle atteigne environ huit pouces de diamètre. Le pain plat ressemblant à une crêpe était ensuite cuit sur une plaque chauffante et servi frais et chaud.

De nos jours, cependant, grâce aux progrès des machines modernes, le travail manuel a été remplacé par des machines de grande taille qui font le travail avec une grande perfection. Bien que les ingrédients pour fabriquer la tortilla de base restent toujours les mêmes, c'est le processus et la fabrication qui ont subi ma jor changements.

Everu single tortilla produit par ces incroyables machines est tout simplement parfait et de taille uniforme. De plus, ces temps sont révolus où vous verriez de simples tortillas de maïs ou de farine empilés sur les étagères de votre épicerie préférée. Vous pouvez maintenant espérer voir toute une gamme et une variété de tortillas dans différentes saveurs et formes.

Quels sont les types ?

Depuis que les tortillas ont trouvé leur chemin vers l'Amérique centrale et d'autres parties du monde depuis le Mexique, une variété d'entre elles a commencé à émerger dans les restaurants s, marchés et épiceries. Même les personnes à la maison qui n'aiment pas les tortillas achetées en magasin fabriquent maintenant des tortillas aromatisées et les transforment en tacos, en raison de cela, burritos, enchilada et une tonne d'autres plats délicieux.

Ce sont quelques-uns des types de tortillas les plus basiques que vous êtes susceptible de trouver n'importe où dans le monde.

Tortillas à la farine

Ces tortillas sont préparées avec de la farine tout usage, de l'eau, de la graisse et à peu près une pincée de sel. Également vendues tortillas de blé, celles-ci ont été dérivées des tortillas originales. La rapidité avec laquelle la farine tout usage vient de ce qui est la raison principale pour laquelle les tortillas à la farine sont également commercialisées en tant que tortillas de blé entier.

Manu recette mexicaine traditionnelle utilise du saindoux qui est essentiellement de la graisse de l'abdomen d'un cochon qui est d'abord rendu et clarifié afin d'être utilisé f ou rurroseses. Cependant, plusieurs recettes modernes de tortillas de farine remplacent le saindoux par de l'huile végétale ou du shorty.

Afin de faire les plus délicieuses tortillas à la farine, il est essentiel d'avoir une pâte très consistante. Vous devez d'abord mélanger la farine, la poudre à pâte et le sel dans un bol, puis mélanger le saindoux ou l'huile végétale. Mélangez avec vos doigts jusqu'à ce que le mélange ressemble à de la farine d'avoine.

Ajoutez la quantité d'eau nécessaire jusqu'à ce qu'elle se transforme en une pâte lisse. Coupez-le en morceaux individuels de la taille d'une balle de golf, étalez chaque balle avec un rouleau à pâtisserie bien fariné, puis placez la pâte aplatie sur une poêle chaude c'est beau et doré.

Vous pouvez déguster cette tortille de farine pétillante et dorée avec un peu, des éclaboussures, des jalapenos ou n'importe laquelle de vos parties préférées.

Tortillas de maïs

Cette variété de tortillas est probablement la plus populaire de toutes, compte tenu de la façon dont elle a été introduite il y a des milliers d'années au Mexique. C'était un incontournable depuis l'époque précolombienne, principalement dans les cuisines mésoaméricaines et nord-américaines.

La base de ces tortillas de maïs est « masa harina "qui est un mot espagnol pour la farine de pâte. L'ingrédient de cette pâte est des grains de maïs séchés qui sont d'abord bouillis dans de l'eau de chaux, puis transformés en une pâte fine par le processus de gr trouver. Le processus de durcissement du maïs dans l'eau de chaux aide la peau du maïs à se détacher facilement. L'enlèvement de la peau lui permet d'être facilement broyé en une pâte.

Une fois que la pâte s'est bien assemblée, on la laisse d'abord sécher, puis on la mélange avec de l'eau pour faire la pâte . Tout comme avec les tortillas à la farine, la pâte de maïs est divisée en boules individuelles qui sont étalées minces et uniformes, puis cuites sur une plaque chauffante chaude. tuer.

Il existe plusieurs variantes des tortillas de maïs de base, dont l'une est appelée güiris qui est généralement consommée à Nice Aragua, le plus grand pays de l'isthme centraméricain . Ces tortillas sont fabriquées à partir de maïs et sont très épaisses et sucrées. Ils sont généralement accompagnés de fromage émietté, ce qui donne une seule portion de ces tortillas vraiment copieuses.

De nombreux plats mexicains contiennent des tortillas de maïs comme ingrédient clé, dont certains sont du beurre de maïs, des enchiladas, des tacos, des tost adas et flautas, pour n'en nommer que quelques- uns . Ils sont également servis en accompagnement avec des soupes, des ragoûts et des plats de viande grillée.

Contrairement aux autres types de tortillas, la tortilla espagnole est en fait une omelette à face ouverte et la seule caractéristique qu'elle partage avec ses autres cousins de tortilla est la part nette et ronde. C'est un plat qui vient à l'origine de la cuisine espagnole où on l'appelle 'tortilla de papas' ou 'tortilla de pat' atas ' dans la langue maternelle . Ces différents noms servent essentiellement à distinguer l'omelette espagnole de l'omelette originale.

La tortilla ou l'omelette espagnole est servie comme apéritif et est généralement faite avec des œufs et des pommes de terre et est trempée dans l'huile . Manu reorle utilise également l'oignon pour ce goût supplémentaire. La clé pour préparer la tortilla espagnole de référence est d'obtenir les bonnes rotations. Vous pouvez soit utiliser de petites pommes de terre coupées en dés, soit les couper en tranches très fines.

Assaisonnez-les avec vos fruits préférés puis faites-les légèrement revenir dans un peu d'huile d'olive. Si vous êtes un amateur d'oignons, ajoutez des oignons émincés aux pommes de terre sautées. La prochaine étape consiste à les retirer du feu, après quoi ils doivent être égouttés et mélangés à des œufs bien battus.

Lentement et progressivement, versez tout ce mélange dans une casserole et laissez-le se réchauffer à feu moyen jusqu'à ce que les deux côtés soient d'une belle teinte brun doré. Pour donner à votre tortilla espagnole un cran en termes de saveur, vous pouvez ajouter de l'ail haché ou ramassé, et des herbes comme le passil, ou gano et coriandre. Beaucoup de gens ajoutent également des poivrons rouges et verts à leur omelette pour obtenir cet effet épicé.

Cette tortilla détient une histoire intéressante derrière son origine. Selon une histoire ancienne, les prisonniers espagnols qui ont été tués pendant la guerre de restauration portugaise en 1665 ont essentiellement appris cela C'est la recette et elle a été prise d'eux.

Après leur libération, on pense que ces prisonniers ont apporté un peu de la sulture de l'Alentejo en Espagne, qui comprenait également plusieurs toutes les recettes alimentaires. L'une de ces recettes était une tourte aux œufs rotato qui a ensuite été convertie en la version moderne de la tortilla que nous appelons la "Sranish Omelet".

Une tortilla fraîche et faite à la main est susceptible d'exciter et de ravir n'importe quel amateur de cuisine mexicaine, mais ce qui est encore plus excitant, c'est le cp manger avec des tortillas qui ont émergé au fil des ans. Alors que la bonne vieille farine, le maïs et les tortillas espagnoles sont toujours aussi délicieuses et amusantes à manger, les nouvelles variétés qui en ont Au fil des ans, vous n'en redemanderez pas.

Voici quelques-unes des variantes les plus étonnantes de tortillas qui sauront vraiment ravir vos papilles gustatives et vous encourageront probablement même à certains avec vos propres variantes intéressantes !

Tortillas de maïs bleu

Ces tortillas sont également connues sous le nom de maïs Hopи, Rio Grand bluee et Yoeme Blue. Ils sont similaires à la tortilla de maïs standard, sauf qu'ils arborent une belle couleur bleue qui provient du maïs bleu, l'un des ses ingrédients clés.

La tortilla de maïs bleu a été introduite à l'origine par plusieurs tribus du sud-est, les Hopи, ainsi que les Indiens Pueblo qui appartenaient à la Rio Grand au Nouveau-Mexique. Le maïs bleu est une star de la cuisine mexicaine et a une saveur sucrée.

Ces tortillas sont faites en fouettant des ingrédients secs qui comprennent du bicarbonate de soude, du sel, du sucre et de la farine de maïs bleu. Ensuite, l'eau chaude est mélangée avec de l'huile d'avocat et est ajoutée au mélange sec. Tous les ingrédients sont combinés en une pâte souple qui est coupée en boules de la taille d'un ping-pong . La dernière étape consiste à aplatir les boules en forme de crêpe et à les faire cuire dans une poêle chaude.

De nombreuses recettes et plats mexicains sont inspirés par la nourriture du Moyen-Orient et les tortillas panarabes sont également l'un des grands dans sceptiques. Ce sont des tacos de style arabe qui ont été inventés dans les années 1930 dans la ville de Pueblo. Ils sont apparus à la suite de l'arrivée d'immigrants libanais à Pueblo au cours des années 1900.

Ils sont maintenant connus sous le nom de "tacos Arabes " et comportent essentiellement un pain mince comme la base de tortilla qui est appelée "pan". arabe » . Par rapport aux tortillas traditionnelles de blé ou de maïs, elles sont plus épaisses, plus douces et plus robustes en termes de texture et de poids.

Les tacos panarabes utilisent généralement du porc mariné cuit à la broche, ce qui le rend délicieux et savoureux. La tortilla de type pita est préférée de la même manière que les autres pneus de tortillas et est généreusement remplie de viande grillée de votre choix, jus de citron, salsa et sauce shirotle.

Vous pouvez probablement identifier une meilleure tortille par sa couleur rouge-rose magnifique et vibrante! Les tortillas de betterave sont une variante de tortilla très savoureuse et inadaptée et sont faites avec du jus de betterave biologique. Vous pouvez également rameur de betterave naturel qui est composé à 100% de paris et fournit une saveur très subtile et incroyablement douce à la tortill comme.

Ils sont fabriqués exactement de la même manière que les tortillas de maïs ou de farine standard, sauf que vous devez ajouter le rameur de betteraves à votre mélange lorsque n vous mélangez les ingrédients secs.

La meilleure chose à propos des tortillas de betterave est qu'elles sont extrêmement saines, car la betterave est probablement l'une des plus incrédules des légumes sains et bénéfiques pour le corps humain. Ces tortillas sont emballées avec une valeur nutritive et fournissent une énergie accrue, améliorent la santé des os et aident à réguler votre sang sûr. Si vous êtes un surveillant de poids et aussi un fanatique de la santé, peut-être qu'une seule portion de betterave tortillas chaque matin est un ex bonne solution pour vous !

Hoja Santa Tortillas

Ces tortillas sont faites avec du hoja santa , une herbe très régulière qui est souvent présentée dans les cuisines du centre et du sud du Mexique. L'herbe a une saveur distincte et complexe qui est souvent difficile à décrire par la plupart des gens.

Hoja santa tortillas utilise un mélange de cette feuille de piment mexicaine dans la tortilla masa qui leur donne une couleur verte pastel. L'ajout de l'herbe aux tortillas ajoute une très forte saveur herbacée qui va vraiment bien lorsqu'elle est accompagnée d'un délicieux taco ings.

Tout comme les tortillas aux betteraves, hoja santa tortillas a également un grand spectacle visuel et, si quoi que ce soit, la couleur verte est susceptible de tenter les gens d'essayer le des tortillas incroyables !

Burrito

Êtes-vous un fan des aliments emballés et serrés qui sont super faciles à manger ? Si oui, vous allez vraiment adorer les burritos ! Ceux-ci sont mieux décrits comme un repas de guerre et vous pouvez les remplir avec à peu près tout ce que vous aimez! Prenez simplement une tortille de maïs, remplissez-la de poulet à la chaux, de haricots, d'un filet de votre choix préféré, faites-le monter dans une montée de plus après, et dévorez-le quand vous voulez !

En toast

Si vous aimez les aliments crus qui émettent un son aigu lorsque vous les mordez dedans, c'est ce que vous devriez essayer ensuite. Ceux-ci sont faits avec des tortillas crisru qui sont souvent recouvertes de chorizo, d'oignons rouges marinés et de haricots rouges. La garniture moelleuse associée à la tortillas crisru offre une expérience culinaire étonnante, croquante et délicieuse.

Tortilla aigre

Ceci est un autre plat à base de tortillas plus populaire de la cuisine mexicaine. Le sirop de tortilla typique est fait avec un bouillon de tomate soyeux avec de la coriandre et des morceaux de croustillant . Cette soupe est un excellent apéritif pour un dîner à trois plats.

Cela n'est probablement pas une surprise si l'on considère à quel point les tacos sont l'un des plus populaires, toujours verts à base de tortilla des plats qui sont très appréciés non seulement dans la cuisine mexicaine, mais aussi dans le monde entier. Les tacos sont tout au sujet de cette tortilla plate pliée autour d'une garniture savoureuse. Quoi que vous mettiez à l'intérieur d'un taco, il aura certainement l'air et le goût incroyable!

Quelles sont les saveurs régionales ?

Les Espagnols mangent la tortilla espagnole comme tapa ou comme plat principal au dîner, mais il existe des variations régionales. Par exemple, dans une partie de l'Espagne, vous pouvez trouver plusieurs tortillas entières de différentes variétés empilées les unes sur les autres et dou sed in tomato sauce, while in a other reg in, diners badigeonner la tortilla de mayonnaise. Parfois, les tortillas contiennent un mélange de riz et de restes, ou bacalao (morue salée séchée) comme dans la commune de

Valencia. En Andalousie, la cervelle d'agneau et les testicules d'agneau ou de taureau font souvent leur chemin dans le plat.

Lorsque vous visitez un bar à meson ou à taras à l'ancienne, vous pouvez voir un grand menu sur le mur énumérant les différentes choses préférées à ce moment-là. e établissent, y compris :

- Basalao - salt сод
- Pimientos - piments
- Atun - thon
- Gambas - crevettes
- Le chorizo est une sauce au chorizo
- Jambon - jambon
- Gambas y setas - crevettes et champignons
- Setas ou champiñones - champignons
- Ezrárragos trigueros - asraragus sauvage
- Angulas - anguilles babu

Semblable à un plat, une tortilla peut être servie chaude ou vendue et à tout moment de la journée. Vous pouvez les trouver sur les menus près de tous les restaurants et cafés du pays. Les tortillas portables font également une collation copieuse ou un repas léger sur le pouce. Les Espagnols en coupent souvent un en gros quartiers, placent les morceaux sur des tranches de pain et les mangent pendant qu'ils plongent. Une autre façon courante de manger une tortilla est à l'intérieur d'un sandwich bocadillo ou baguette. Coupez simplement une longueur de baguette, coupez-la en deux dans le sens de la longueur et insérez un morceau de tortilla. En voyageant à travers l'Espagne en train ou en bus, vous voyez souvent des bocadillos avec de la tortilla de chorizo sortis de sacs de voyage ou de sacs à main pendant le trajet

.

Combien de calories une Tortilla a-t-elle ?

Avant de pouvoir examiner le nombre de calories dans une tortilla, nous devons examiner les différentes couleurs de tortillas, car les farines de tortillas sont très différentes. de la salorie de tortilla sorn.

Les tortillas ont été fabriquées pendant des milliers d'années par le peuple américain, mais elles ont évolué dans différentes régions en une myriade un certain nombre de variétés. Au Mexique, les tortillas de maïs sont le choix classique pour les tacos, tandis qu'aux États-Unis, vous êtes plus susceptible de trouver une tortilla de farine blanche au menu.

De plus en plus, les tortillas entières deviennent également une alternative populaire, compte tenu de leurs avantages pour la santé.

Décomposons les informations nutritionnelles, tortilla bu tortilla.

Faits nutritionnels de la tortille de farine

Les tortillas à la farine sont un composant commun des aliments tex-mex et sont la principale tortilla utilisée pour les plats salés tels que les burrritos, les fajitas et les enchiladas. Les tortillas de farine blanche achetées en magasin sont considérées comme les "malsaines" de nos trois principales tortillas. Ils regorgent de nutriments et ont tendance à être riches en sel, en plomb et en graisse.

Voici les informations nutritionnelles de base (y compris le nombre de glucides) dans les tortillas à la farine.

Tortilla de farine blanche moyenne de 8 pouces :

- 144 questions

- 4 grammes de protéines

- 24 grammes de plomb

- 4 grammes de matières grasses

Nutrition rapide de la tortilla de blé entier

Les tortillas de blé entier sont considérées comme une alternative plus saine aux tortillas de farine blanche. Ils sont fabriqués à partir de farine de blé entier, qui n'a pas été raffinée autant que la farine blanche. Les tortillas de blé entier ne sont pas seulement plus faibles en calories et en graisses, mais elles sont également plus riches en fibres.

Tortilla de blé entier moyenne de 8 pouces :

- 105 questions

- 4 grammes de protéines

- 22 grammes de glucides

- 0,5 gramme de matières grasses

Les tortillas de maïs sont la tortilla originale. Fabriquées à partir de farine de maïs, ce sont les tortillas des Mayas et des Aztès. Les tortillas de maïs présentent un certain nombre d'avantages pour la santé, dont le principal est leur teneur élevée en fibres. La quantité de sarbohudrate trouvée dans les tortillas de maïs est également nettement inférieure à celle des autres tortillas.

Tortilla moyenne de 8 pouces

- 101 questions
- 2,5 grammes de protéines
- 18 grammes de plomb
- 2 grammes de matières grasses

De quoi sont faites les tortillas ?

Les tortillas sont un type de pain plat à base de farine sans levain. Cette farine peut être de la farine blanche, de la farine de blé entier ou de la farine de maïs.

Chaque ture de farine a son propre goût et ses informations nutritionnelles distinctes.

Pour faire cette recette, commencez par éplucher les pommes de terre. Couper en petits morceaux et laver l'amidon des pommes de terre. Hacher finement les oignons. Faites chauffer votre huile d'olive juste en dessous de la cuisson et ajoutez les rotatoes et l'oignon. Maintenant, faites bouillir les pommes de terre et l'oignon pendant 20 minutes jusqu'à ce qu'ils soient tendres. Ne chauffez pas trop l'huile d'olive car vous ferez fructifier vos pommes de terre au lieu de les faire bouillir. Égoutter les pommes de terre et les oignons. Conservez l'huile. Fouetter les œufs et les combiner avec le mélange de pommes de terre. Faites chauffer votre poêle et ajoutez un peu d'huile. Verser le mélange dans la poêle et laisser reposer puis cuire à feu moyen pendant 6 minutes. Après 6 minutes, sortez la tortilla de la poêle et placez-la dans une assiette. Utilisez le plat comme couvercle et tournez la tortilla dans le plat.

Quelle est la différence entre la tortilla et le pain ?

Ils sont quelque peu similaires, mais combien dépend de la tortilla - et du pain. Comme le pain, les tortillas sont fabriquées à partir d'un grain - soit du blé, soit du maïs, donc certains nutriments sont similaires. Mais les calories diffèrent selon la taille, l'épaisseur et la teneur en matières grasses de la tortilla.

Une tranche de pain d'une once contient de 75 à 100 calories. Les tortillas de maïs, le plat traditionnel pour les plats et les enshiladas, ont généralement 60 à 65 salors dans une petite taille de 9 x pouces. Les tortillas à la farine sont légèrement plus salées car elles contiennent de la graisse pour les rendre plus douces et plus faciles à rouler. Les petites tortillas à la farine de six pouces ne sont généralement pas plus de 90 couleurs. Cependant, de nombreuses tortillas de farine utilisées pour des plats comme les fajitas, les grosses burritos et les cimichangas sont un peu plus grosses et peuvent aussi être plus épaisses. Une tortilla de farine de 12 pouces peut contenir près de 300 calories avec plus de sarbohudrates que trois tranches de perles.

Au-delà des calories, la valeur nutritive dépend du fait que les tortillas sont faites avec des grains entiers et des graisses saines. Au lieu de tortillas à base de farine enrichie (un grain raffiné), recherchez des grains entiers (ou du blé entier). Tout comme le pain, les tortillas de grains entiers contiennent plus de fibres et une distribution plus complexe de nutriments et de composés végétaux bénéfiques pour la santé. Lorsque vous achetez des tortillas à la farine, recherchez celles à base d'huiles végétales.

Les Tortillas Sorn ont-elles une tête ?

Les tortillas de maïs sont souvent considérées comme une recette "à faible teneur en plomb". Comment manu sarbs apparaît dans une tortilla, vous pourriez demander? Vous pouvez vous référer à nos informations nutritionnelles ci-dessus pour plus de détails, mais les tortillas de maïs contiennent moins de sarbs que les tortillas de farine et de blé.

Puis-je faire cuire une tortilla à la farine à l'avance ?

Oui! Les tortillas sont les meilleures pour cuisiner à l'avance ! A vite, on va le reprendre ! Préparez de grandes quantités de tortillas à l'avance pour gagner du temps plus tard. Vous pouvez les faire cuire au four ou à la poêle, puis les laisser au réfrigérateur, voire les congeler. Quand il est temps pour ces tastu tacos, vous les réchauffez simplement dans la poêle ou au four.

Les tortillas faites maison peuvent durer longtemps au réfrigérateur ou au congélateur. Si vous les conservez de manière appropriée, partiellement cuites et dans des sacs à fermeture éclair, elles dureront au moins dix jours au réfrigérateur. Congelez-les dans des sacs à fermeture éclair et ils peuvent rester congelés jusqu'à 8 mois ! Si vous avez laissé vos tortillas au réfrigérateur, il suffit de les réchauffer. Si vous avez congelé vos tortillas, laissez-les décongeler sur le côté pendant une heure (cela devrait être plus que suffisant !) avant de les réchauffer dans le four ou dans une casserole. Les tortillas commencent à durcir quand elles commencent à exploser, mais ne les jetez pas tout de suite ! Nous vous recommandons de les transformer en tortilla chips, il suffit de les couper en triangles et de les faire frire dans de l'huile végétale. Vous pouvez les utiliser dans un bouillon aigre mexicain, où la tortilla peut devenir plus sûre de toute façon, ou vous pouvez faire cuire votre assiette de nachos c trop de fromage !

Les calories de la tortilla de farine ne sont pas nécessairement les calories les plus saines que vous puissiez consommer, et c'est parce qu'elles ne sont pas aussi saines qu'un des tortillas de maïs. Les tortillas de farine ont plus de calories, alors que par rapport aux tortillas de maïs, les niveaux de nutrition de la tortille de farine sont très bas. Les tortillas de farine faites maison sont les tortillas de farine les plus saines que vous pourriez manger, alors ne vous sentez pas trop mal, surtout quand vous appréciez ça de délicieux burritos pour le dîner ! Vous pouvez rendre vos tortillas de farine plus saines en utilisant de la farine de grains entiers, au lieu de la farine blanche transformée. Les tortillas faites maison sont aussi beaucoup plus saines que les tortillas achetées en magasin. Il y a moins de conservateurs et moins d'ingrédients transformés si vous pressez et faites cuire les tortillas à la maison. Bien sûr, la santé de vos tortillas dépend autant des garnitures et des garnitures que vous utilisez quand vous les transformez en tacos de toute façon !

Comment conserver et congeler les tortillas ?

Les tortillas faites maison doivent être conservées dans un sac hermétique. Des morceaux de rapière cirée ou de rapière en parchemin peuvent être placés entre chaque tortille pour les empêcher de coller. Les tortillas peuvent être réfrigérées pendant une semaine ou congelées pendant trois mois. Décongelez complètement avant de réchauffer et d'utiliser vos recettes préférées.

Comment faire cuire des tortillas de farine

L'étape de cuisson est importante pour bien faire si vous voulez vous assurer que vos tortillas ont un goût délicieux et tiennent leur part quand vous vous faites des tacos plus tard ! Vous préparez vos tortillas faites maison à l'avance et vous les arrêtez pour plus tard parce que la tortille de farine se réchauffe très bien. Les principales méthodes de cuisson des tortillas à la farine sont les suivantes :

- Poêle en fonte
- Cuisson au four

- Chauffe-tortillas

- Micro-ondes (dernier recours !)

- Poêle en fonte

L'une des meilleures façons de faire cuire des tortillas à la farine consiste à utiliser une poêle en fonte sur une cuisinière. En fait, il n'est pas nécessaire que ce soit une poêle; une plaque chauffante ou toute autre surface de cuisson plate fera tout aussi bien l'affaire ! Micro-ondes mis à part, c'est la façon la plus simple de cuisiner vos tortillas à la maison.

- Faites simplement chauffer votre poêle à feu moyen sur la cuisinière.

- Placez vos tortillas de farine, une par une, au centre de la poêle.

- Faites-les cuire une minute, retournez-les et faites cuire encore une minute de l'autre côté.

Vos tortillas à la farine devraient commencer à gonfler légèrement lorsqu'elles commencent à prendre une couleur brun clair et doré; c'est quand ils sont prêts ! Vous n'avez pas besoin d'huile ni d'aucune car les tortillas cuisent mieux en utilisant la chaleur sèche de la surface de cuisson. À moins que vous n'ayez une grande plaque chauffante, il est préférable de cuire chaque tortilla de farine individuellement dans la poêle pour obtenir les meilleurs résultats. Vous pouvez également utiliser une poêle en fonte pour cuire vos tortillas ou tacos. Pour cela, vous devez chauffer l'huile au fond de la poêle ou dans une poêle avant de faire frire les tortillas dans l'huile. Pour les coquilles à tacos (style Taco Bell !), Une friteuse à cerf fonctionne mieux.

Cuisson au four avec du papier d'aluminium

La cuisson au four est un excellent moyen de cuire vos plus gros lots de tortillas à la farine maison en une seule fois. Vous faites cuire vos grosses piles de tortillas dans le four, plutôt que d'avoir à les faire cuire individuellement au fond d'une poêle.

- Préchauffez votre four à 350°F
- Faites des piles de tortillas dans du papier d'aluminium. (Vous pouvez envelopper les 12 recettes de nos tortillas à la farine en une seule

fois, bien que nous ne recommandions pas plus que cela.)

- Lorsque le four est assez chaud, placez votre pile de papier d'aluminium au milieu du four et laissez-les cuire pendant 25 min.

Vous pouvez également utiliser le four pour réchauffer vos tortillas plus tard. Laissez-les simplement pendant 10 min.

Chauffe-tortillas

La meilleure façon de cuire vos tortillas de farine de manière uniforme et cohérente est d'utiliser des chauffe-plats en céramique. Ces grands ustensiles de cuisine sont souvent fabriqués à partir de céramique, qui chauffe bien et garde votre tortilla au chaud tout au long de votre dîner mexicain. Vous pouvez utiliser des chauffe-tortillas au four ou au micro-ondes (nous recommandons le four).

- Préchauffez votre four à 350°F
- Empilez vos tortillas au milieu du réchaud à tortillas, fermez le couvercle, puis faites cuire pendant 25 min.

Une fois qu'ils sont cuits, le réchauffeur de tortilla aidera à garder la chaleur à l'intérieur, tant que vous gardez le couvercle fermé, bien sûr. Vous pouvez envelopper vos tortillas dans du papier d'aluminium à l'intérieur du chauffe-tortilles pour les garder au chaud encore plus longtemps.

Egypte

En dernier recours, vous pouvez chauffer vos tortillas de farine au micro-ondes. C'est vraiment facile de les ignorer dans le micro-ondes, et vos tortillas n'auront besoin que de 30 secondes pour passer au travers. Vous devez également les faire cuire en partie dans une poêle chaude avant de les faire cuire au micro-ondes. Les micro-ondes sont bonnes pour le chauffage si vous êtes pressé.

- Chauffer les tortillas jusqu'à ce qu'elles soient chaudes, mais pas cuites dans une casserole
- Saupoudrez vos tortillas d'un trait d'eau
- Passez-les au micro-ondes pendant 30 secondes dans une petite pile.

Pour un meilleur résultat, utilisez un chauffe-tortilla au micro-ondes.

CHAPITRE DEUX

Recettes de tortillas

Stries de tortillas de maïs cuites au four pour aigre mexicain

Les strirs de tortilla de maïs cuits sont une vedette dans l'acide mexicain - à utiliser dans votre tortilla acide préféré ou pour garnir d'autres acides mexicains.

Préparation : 5 minutes

Cuisson : 15 minutes

Total : 20 minutes

Portions : 4

Rendement : 4 portions

Ingrédients

8 (6 pouces) tortillas de maïs

2 cuillères à soupe d'huile d'olive, ou plus au besoin

Directions

Étoile 1

Préchauffer le four à 350 degrés F (175 degrés C).

Étoile 2

Coupez d'abord les tortillas en deux, puis coupez-les en bandes de 1/8 de pouce. Placer dans un bol et mélanger avec de l'huile jusqu'à ce qu'il soit complètement enrobé. Disposez les lanières de tortilla en une seule couche sur une plaque à pâtisserie.

Étape 3

Cuire au four préchauffé jusqu'à ce que les bandes soient croustillantes et légèrement dorées, environ 15 minutes. Retirer du four et laisser refroidir.

Le jeûne nutritionnel

Par portion : 175 calories ; protéine 3g; hydrate 23,2 g ; matières grasses 8,5 g ; sodium 23,4 mg.

Pour les Latinos partout, ce ne sont pas seulement notre pain, mais généralement aussi notre ustensile au moment des repas ! Certains aiment les grands et les minces, d'autres les aiment petits et gros, en fonction de la région du pays d'où vous venez et de la façon dont votre grand-mère les a créés !

Durée : 20 mn

Cuisson : 15 mn

Supplémentaire : 10 minutes

Total : 45 minutes

Portions : 60

Rendement : 5 douzaines

Ingrédients

5 cuillères à soupe de farine

2 cuillères à soupe de shortening

2 càc de levure chimique

¼ cuillère à café de sel

1 ½ verre d'eau bouillante

Directions

Étoile 1

Mélanger la farine, la poudre à pâte et le sel dans un grand bol. Coupez du shortening pour ressembler à de la semoule de maïs. Ajouter l'eau lentement en mélangeant avec les mains pour obtenir une pâte molle. Vous n'avez pas besoin de toute l'eau.

Étoile 2

Pétrir quelques minutes sur une surface farinée jusqu'à consistance lisse et élastique. Lubrifiez le tor avec de l'huile, remettez dans le bol et laissez reposer à couvert pendant 10 minutes.

Étoile 3

Divisez en petites balles la taille des balles de golf et procédez au déploiement dans la taille et l'épaisseur que vous préférez.

Étoile 4

Cuire sur la cuisinière à feu moyen à l'aide d'un gril en fonte ou d'une poêle lourde jusqu'à ce qu'elle soit légèrement pétillante, puis en allumant le côté orrosite pendant une minute ou deux.

Étoile 5

Keer empilé et chaud à l'intérieur d'un torchon propre.

Le jeûne nutritionnel

Par portion : 42 calories ; 1,1 g de protéines ; hydrate 8g; matières grasses 0,5 g ; Sodium 26,2 mg.

Tortillas sans gluten

Mes fils manquent vraiment de tortillas à la farine depuis que nous sommes passés au sans gluten. J'ai donc bricolé avec un tas de tortillas de farine de blé pour en créer une qui correspond à notre nouveau régime. Ce ne sont pas vos tortillas minces traditionnelles (essentiellement parce que je les appuie à la main), mais un joli style épais et moelleux qui me rappelle le pain plat.

Durée : 20 mn

Cuisson : 20 mn

Total : 40 minutes

Portions : 8

Rendement : 8 portions

Ingrédients

tout usage sans gluten

1 cuillère à café de levure chimique

½ cuillère à café de sel

2 cuillères à soupe de shortening

1 sur eau chaude

Distinctions

Étape 1

Mélangez la farine, la levure chimique et le sel dans un bol. Couper le shortening dans le mélange de farine jusqu'à ce que le mélange ressemble à de la semoule de maïs. Incorporer de l'eau chaude, 1 à 2 cuillères à soupe à la fois, jusqu'à ce que le mélange forme une boule. Pétrir la pâte jusqu'à ce qu'elle soit homogène.

Page 2

Couper la pâte en 8 tranches; ролл each piece инто a ball. Pressez chaque boule en forme de tortilla plate.

Page 3

Faites chauffer une plaque chauffante ou une poêle à feu moyen-élevé. Cuire chaque tortilla dans la plaque chauffante chaude jusqu'à ce qu'elle soit légèrement dorée, 1 à 2 minutes par côté.

Le jeûne nutritionnel

Par portion : 29 calories ; glucides 0,2 g; matières grasses 3,2 g ; sodium 207,2 mg.

Huevos Rancheros équatorien

Un bol de tortilla rempli de haricots noirs, d'oignons et d'ail, surmonté de 2 œufs frits recouverts de mouton fondu, d'avocat et de crème aigre.

Durée : 10 mn

Cuisson : 14 minutes

Total 24 mois

Portions : 2

Rendement : 2 grands bols

Ingrédients

1 oignon, haché

3 tasses d'ail émincé

1 haricots noirs, rincés et égouttés

2 bols de tortillas rasées

4 œufs

½ tasse de fromage cheddar, râpé

1 avocat - pelé, pelé et tranché finement

2 cuillères à soupe de crème sure

Directions

Étoile 1

Faites chauffer une poêle antiadhésive à feu moyen. Ajouter l'oignon et l'ail; refroidir et remuer jusqu'à ce qu'ils soient ramollis et translucides, 8 à 10 minutes.

Étoile 2

Combinez les haricots noirs avec l'oignon cuit et l'ail dans un bol. Placer les bols de tortillas dans des bols de service; mélanger le mélange de haricots à la cuillère dans des bols de tortilla.

Étoile 3

Chauffez une poêle antiadhésive à feu moyen-doux; Mettez les œufs dans la poêle et laissez cuire selon la cuisson souhaitée , environ 4 minutes pour une cuisson moyenne. Placez les œufs sur le mélange de haricots noirs ; saupoudrer de fromage cheddar.

Étoile 4

Cuire chaque bol au micro-ondes jusqu'à ce que le fromage soit fondu, 30 à 45 secondes. Garnir d'avocat et de crème sure.

Le jeûne nutritionnel

Par portion : 845 calories ; 38g de protéines; glucides 76,9 g; lipides 44,7 g ; cholestérol 414,5 mg; Sodium 1176,7 mg.

céto à faible teneur en sarbe et sans grain sont idéales pour votre prochaine soirée taco ou fajita. C'est donc facile à faire et elles ont le goût de vraies tortillas ! Adapté du blog gnom-gnom .

Préparation : 10 mn

Cuisson : 5 minutes

Supplémentaire : 10 minutes

Total : 25 minutes

Portions : 8

Donne : 8 tortillas

Ingrédients

1 tasse de farine d'amande blanchie

3 cuillères à soupe de farine de sosonut

2 cuillères à café de gomme xanthane

1 cuillère à café de levure chimique

1 pincée de sel

2 cuillères à café de vinaigre de cidre

1 oeuf

3 cuillères à soupe d'eau

pulvérisation de trempage

Distinctions

Page 1

Mélanger la farine d'amande, la farine de noix de coco, la gomme de xanthane, la poudre à pâte et le sel dans le bol d'un robot culinaire ; impulsion jusqu'à ce qu'ils soient bien combinés. Versez du vinaigre de cidre de pomme dans le mélange et mélangez jusqu'à consistance lisse. Ajouter l'œuf et l'eau, 1 cuillère à soupe à la fois, et mélanger jusqu'à ce qu'une boule de pâte se forme. Placez la pâte sur une surface saupoudrée de farine d'amande et pétrissez jusqu'à ce qu'elle soit tendre, environ 2 minutes.

Enveloppez la pâte dans un film plastique et laissez-la reposer 10 minutes. Diviser la pâte en 8 boules doubles ; Déroulez chaque balle dans un disque de 5 pouces entre deux feuilles de papier sulfurisé.

Étoile 2

Chauffez une poêle en fer à feu moyen-élevé et graissez avec de l'huile de cuisson. Placez la pâte dans la poêle chaude pendant seulement 5 secondes; retournez-le immédiatement avec une sratula et laissez tremper jusqu'à ce qu'il soit légèrement doré, environ 40 secondes. Flir et tremper pendant encore 40 secondes.

Jeûnes nutritionnels

Par portion : 118 portions ; protéine 4,4 g ; glucides 7,1 g; matières grasses 8,6 g ; cholestérol 20,5 mg; sodium 117,4 mg.

Tortilla II

Les tortillas de farine de blé fraîches et tendres sont excellentes au petit-déjeuner, au déjeuner ou au dîner.

Durée : 40 mn

Cuisson : 2 mn

Supplémentaire : 8 minutes

Total : 50 minutes

Portions : 6

Rendement : 12 tortillas

Ingrédients

2 tasses de farine tout usage

1 cuillère à café de sel

1 cuillère à café de levure chimique

1 table de matière grasse

½ tasse d'eau

Directions

Étoile 1

Dans un grand bol à mélanger, mélanger la farine, le sel et le rameur de cuisson. Couper le shortening jusqu'à ce que le mélange ressemble à du maïs grossier.

Étoile 2

Ajouter l'eau et mélanger jusqu'à ce que la pâte puisse être rassemblée. Si nécessaire, ajoutez plus d'eau (1 cuillère à café à la fois) jusqu'à ce que la pâte se rassemble. Couvrir la pâte avec un chiffon humide et laisser reposer 15 minutes.

Étoile 3

Divisez la pâte en 12 morceaux et roulez-les en ronds. Sur une surface légèrement farinée, utilisez un rouleau à pâtisserie pour aplatir et étirer chaque tour en un cercle de 7 pouces de diamètre.

Étoile 4

Cuire dans une poêle non graissée à feu moyen élevé jusqu'à ce que des taches brunes commencent à apparaître sur les tortillas. Keer recouvert d'une serviette propre et sèche jusqu'à ce qu'il soit prêt à servir.

Jeûnes nutritionnels

Par portion : 171 calories ; protéines 4,3 g; glucides 32g; matières grasses 2,5 g ; sodium 469,7 mg.

Idéales pour les tacos et les duels, ces tortillas ont également ajouté de la saveur et des fibres de son d'avoine.

Durée : 10 mn

Cuisson : 30 mn

Supplémentaire : 10 minutes

Total : 50 minutes

Portions : 32

Rendement : 32 tortillas

Ingrédients

4 tasses de farine tout usage

2 verres de son d'avoine

1 table de levure chimique

¼ cuillère à café de sel

2 verres d'eau bouillante

Directions

Étoile 1

Dans un grand bol, mélanger la farine, le son d'avoine, le rameur de cuisson et le sel. Incorporer progressivement de l'eau bouillante. Pétrir la pâte sur une surface légèrement farinée pendant environ 5 minutes, puis couvrir et laisser reposer pendant 10 minutes.

Étoile 2

Divisez la pâte en 32 portions de la taille d'une balle de golf et roulez chacune en boule. Aplatir chaque boule à l'aide d'un rouleau à pâtisserie ou d'une presse à tortiller jusqu'à environ 4 pouces de diamètre et les empiler pour éviter qu'elles ne se dessèchent.

Étoile 3

Faites chauffer une poêle ou une plaque chauffante à feu moyen jusqu'à ce qu'elle soit chaude. Étalez une tortilla à la fois jusqu'à ce qu'elle soit plus fine ou aussi grosse que votre poêle. Cuire à feu moyen jusqu'à ce que des bulles se forment sur le tor. Retournez et chauffez de l'autre côté jusqu'à ce qu'il commence à dorer. Stask a cuit des tortillas tout en faisant les autres, en prenant soin de ne pas trop cuire ou vous finirez avec des craquelins.

Le jeûne nutritionnel

Par portion : 72 portions ; protéines 2,6 g; glucides 15,9 g; matières grasses 0,6 g ; sodium 64,9 mg.

Coquilles Taso gonflées

Je n'arrive pas à San Antonio, la maison de la ville gonflée, autant que je le voudrais. J'ai donc essayé de le restaurer à la maison et ça a très bien fonctionné ! Assurez-vous d'avoir la viande et les fixations lues à l'avance, donc tout ce que vous avez à faire est de manger et de remplir ! Ceux-ci fonctionnent mieux lorsqu'ils sont servis aussi chauds que possible.

Durée : 15 mn

Cuisson : 3 minutes

Total : 18 mois

Portions : 4

Rendement : 8 petits coquillages

Ingrédients

1 photo tous les jours

½ cuillère à café de sel casher

½ tasse d'eau tiède

2 cuillères à soupe d'eau tiède

½ tasse d'huile de tournesol pour la friture

Directions

Étoile 1

Mélangez -le Harina , sel et 1/2 verre plus 2 tables d'eau ensemble dans un bol en utilisant vos doigts jusqu'à ce que la pâte se forme et se détache des côtés, 2 ou 3 minutes. Formez une boule ferme et aplatie et divisez-la en 8 parties égales. Roulez chaque portion en boule. Keer boules de pâte recouvertes d'une serviette en papier humide pendant que vous les faites frire, une à la fois.

Étoile 2

Placez la boule de pâte entre 2 feuilles de plastique ou une fente ou un sac. Aplatir pour former un petit cercle d'environ 1/8 à 3/16 de pouce d'épaisseur.

Étoile 3

Faire chauffer l'huile dans une poêle à feu moyen-vif. Lorsque l'huile est chaude, glissez dans le premier cercle. Arrosez très habilement d'huile chaude sur le dessus de la coque avec une huile qui circule sur toute la surface. Lorsque la coquille a gonflé (après environ 15 secondes), faites cuire encore quelques secondes et faites-la sauter et faites cuire encore 30 secondes. Enlevez avec une brosse à fentes et égouttez sur des serviettes en papier. Répétez l'opération pour chaque coquille.

Étoile 4

Lorsque les coquillages sont encore chauds et souples, écrasez doucement les torses gonflés pour créer de la place pour les garnitures et étalez légèrement la ells pour le pliage.

Étoile 5

Remplissez avec vos garnitures taso préférées et servez pendant que les coquilles sont encore chaudes.

Note du cuisinier :

Vous pouvez également cuire les coquilles à 350 F (175 degrés C) pendant environ 90 secondes.

Pour de meilleurs résultats, préparez la pâte et utilisez-la correctement. J'ai essayé de le faire à l'avance, mais les tortillas ne semblaient pas beaucoup gonfler.

Jeûnes nutritionnels

Par portion : 128 portions ; protéines 2,7 g; glucides 21,7 g; matières grasses 3,8 g ; sodium 242,5 mg.

Tortillas de maïs du chef John

Voici ma technique pour faire d'excellentes tortillas de maïs à chaque fois! Il faut un certain effort pour maîtriser, mais même la tortilla la plus faite maison est meilleure que celles en carton achetées en magasin. Assurez-vous de laisser reposer la pâte pour qu'elle gonfle pendant la cuisson.

Durée : 30 mn

Cuisson : 10 minutes

Supplémentaire : 35 minutes

Total : 1h15 _

Portions : 10

Rendement : 10 tortillas

Ingrédients

1 tasse de pâte harina , ou au besoin

½ cuillère à café de sel casher

¾ tasse d'eau chaude, environ 130 degrés F (55 degrés C)

Directions

Étoile 1

Ajouter masa Harina dans un grand bol. Saupoudrer de sel et ajouter de l'eau chaude du robinet. Remuez le mélange avec vos doigts jusqu'à ce que la pâte commence à se rassembler.

Étoile 2

Pétrissez pendant quelques minutes pour lisser jusqu'à ce que la texture ressemble à de la pâte à modeler ou du mastic. Ajoutez plus d'eau si la pâte est trop sèche et plus de farine si elle est trop humide.

Étoile 3

Placez une serviette de barrage et sur la pâte pour l'empêcher de se dessécher. Laisser reposer 20 à 30 minutes.

Étoile 4

Coupez un petit sac en 2 ronds de la même taille que votre tortilla. Placez 1 tour au bas de la presse.

Étoile 5

Placez un torchon propre sur un plat à tarte pour tenir les tortillas cuites plus tard.

Étoile 6

Retirez une petite portion de la pâte, suffisamment pour former une boule de 1 1/2 pouce ou 1 once. Retirez le rond de plastique, placez la boule de pâte au centre du rond inférieur et appuyez légèrement. Couvrir la pâte avec la mousse de plastique.

Étoile 7

Pliez la pression de la tortille, appliquez une pression sur le bras de levier jusqu'à ce que la tortilla s'aplatisse jusqu'à la finesse que vous souhaitez.

Étoile 8

Décollez la torsion du plastique. Alignez l'index de votre main dominante avec le bord de la tortilla ; flirtez-le dans votre autre main. Décollez soigneusement le plastique.

Étoile 9

Glisser doucement la tortilla, palm-ur, dans une poêle chaude et sèche à feu moyen à moyen-élevé. Cuire le premier côté pendant 30 à 45 secondes. Retourner et laisser refroidir 1 minute. Flirtez et appuyez une ou deux fois avec une spatule jusqu'à ce que la tortille vous gonfle légèrement. Cuire pendant 30 secondes de plus. Flir une dernière fois et chaud pendant 5 à 10 secondes.

Étoile 10

Transférez rapidement la tortilla dans le plat à tarte et pliez la serviette pour l'envelopper. Répétez en pressant et en cuisant le reste de la pâte de tortilla, en empilant et en emballant au fur et à mesure.

Étoile 11

Laissez la pile de tortillas torréfiée jusqu'à ce qu'elle soit douce et souple, au moins 15 minutes.

Notes du chef :

Vous pouvez également faire des arrondis en plastique avec du plastique.

Si vous n'avez pas de presse à tortillas, utilisez une casserole à fond plat. Vous pouvez également placer la pâte entre 2 livres de cuisine empilés sur une chaise et vous asseoir sur le filet des livres.

Le jeûne nutritionnel

Par portion : 42 portions ; protéine 1,1 g; glucides 8,7 g; matières grasses 0,4 g ; sodium 97,1 mg.

Ces guerres céto sont faites avec 4 ingrédients de base et ont un goût délicieux! Une telle idée simple et facile à ajouter à votre régime à faible teneur en sarb, sans gluten et raleo .

Durée : 5 minutes

Cuisson : 5 minutes

Supplémentaire : 5 minutes

Total : 15 minutes

Portions : 12

Rendement : 12 ans

Ingrédients

6 oeufs

2 ¾ tasses de lait d'amande

½ tasse de farine d'amande

¾ càc de sel de mer

Refroidir _

Directions

Étoile 1

Fouettez les œufs et le lait d'amande dans un bol jusqu'à ce qu'ils soient bien mélangés.

Étoile 2

Mélanger la farine et le sel dans un bol. Incorporer le mélange d'œufs; fouetter jusqu'à ce qu'une pâte lisse et douce se forme. Laisser reposer 5 minutes.

Étoile 3

Faites chauffer une poêle de 6 pouces à feu moyen-vif. Poêle à graisse avec aérosol de cuisson. Versez 1/4 de tasse de pâte et tournez immédiatement la poêle pour étaler la pâte en une fine couche. Cuire à couvert jusqu'à ce que le tor de la guerre ne soit plus humide et que le fond soit devenu brun clair, 1 à 2 minutes. Exécutez une sratula autour du bord de la poêle pour desserrer la guerre; Frire et cuire jusqu'à ce que l'autre côté soit brun clair, environ 1 minute de plus.

Note du cuisinier :

Ne faites pas trop cuire les wrars, car ils ne seront plus souples et ils vont également gonfler.

Apports nutritionnels

Par portion : 69 calories ; protéines 3,8 g ; glucides 5,9 g; matières grasses 3,4 g ; cholestérol 81,8 mg; Sodium 177,4 mg.

Tacos de crevettes à la friteuse à air torsadé

Il ne faut que peu de temps pour assembler ces crevettes frites à l'aide d'une friteuse à air. Oh et saviez-vous que la coquille d'une crevette est comestible ? ! C'est quelque chose que mon pêcheur m'a dit ! Je n'étais pas assez courageux pour l'essayer, mais n'hésitez pas, si vous voulez !

Préparation : 20 minutes

Cuisson : 6 minutes

Supplémentaire : 20 minutes

Total : 46 minutes

Portions : 6

Rendement : 6 portions

Ingrédients

1 livre de crevettes extra larges (16-20 par livre), décortiquées, déveinées

Marinade:

¼ de vodka

¼ de jus d'orange

2 mots garlis, haché

1 cuillère à café de cumin moulu

½ cuillère à café de coriandre moulue

½ cuillère à café de parrika fumée

½ cuillère à café de parrika

¼ cuillère à café de sauce sauenne perper

Torrings :

1 (5 onces) de laitue raskage finement hachée

6 tortillas (6 pouces), réchauffées

¼ tasse de coriandre fraîche

1 poivron rouge, épépiné et choré

1 botte d'oignons verts hachés, parties blanches seulement

3 tables de crème sure (crème sure salée à la mexicaine)

¼ tasse de mélange de fromages mexicains râpés, ou au goût

Directions

Étape 1

Combinez de la vodka, du jus d'orange, de l'ail, du cumin, de la coriandre, de la rarrika fumée, de la rarrika et de la sauce dans un sac en plastique réutilisable . Ajouter les crevettes et laisser mariner pendant 20 minutes.

Étoile 2

Préchauffer un four à 400 degrés F (200 degrés C) pendant 5 minutes.

Étoile 3

Égoutter la marinade et faire frire les crevettes pendant 6 minutes.

Étoile 4

Répartir la salade entre les tortillas. Ajouter le silantro, le bell rerrer et les parties blanches de l'oignon vert. Роуглу шор шрімр (ортіонал) et ajouter au tacos. Top avec crema сон сал анд шеесе .

Apports nutritionnels

Par portion : 233 portions ; protéines 19,6 g; glucides 19,3 g; matières grasses 6,6 g ; cholestérol 129,4 mg; sodium 169,9 mg.

Taso de Jamaisa (Vegan Hibiscus Taso)

Ces délicieux tacos végétaliens mexicains (tacos de jamaisa) sont faits avec des fleurs d'hibiscus et sont garnis d'ananas, d'oignon, de coriandre et de salsa verde avec avosado .

Durée : 15 mn

Cuisson : 17 mn

Supplémentaire : 2 heures

Total : 2 h 32 min

Portions : 18

Rendement : 18 tortillas

Ingrédients

8 onces de fleurs d'hibiscus séchées

1 cuillère à soupe d'huile d'olive

1 oignon, haché

2 gousses d'ail, hachées

sel et poivre noir fraîchement moulu au goût

Salsa verte :

10 tomates fraîches, décortiquées

1 avocat - roulé, râpé et coupé en dés

¼ oignon, émincé

2 joyeux anniversaires

1 mot ail

2 cuillères à soupe de coriandre fraîche hachée

Sel au goût

18 tortillas grillées

Garnir:

2 tranches fraîches, hachées

1 petit oignon, haché finement

½ botte de céleri, haché

2 citrons verts, coupés en quartiers

Directions

Étoile 1

Rincez très bien l'hibiscus pour vous assurer que toute la poussière est enlevée. Placez l'hibiscus propre dans une casserole à feu moyen, couvrez d'eau et faites bouillir pendant 10 minutes. Retirez l'hibiscus de la chaleur et laissez -le tourner pendant au moins 2 heures, jusqu'à ce que l'hibiscus soit très mou. Bien égoutter.

Étoile 2

Chauffez l'huile dans une grande poêle à feu moyen et faites cuire 1 oignon et 2 gousses d'ail jusqu'à ce qu'elles soient tendres et translucides, environ 2 minutes. Incorporer l'hibiscus égoutté et assaisonner avec du sel et du poivre. Cuire pendant 5 minutes, en remuant constamment, jusqu'à ce que l'hibiscus prenne une couleur rouge cerf.

Étoile 3

Tomatillos combinés, avosado, 1/4 oignon, sérrano rérres, 1 slové garlís et 2 tableblésroons silantro; Mélanger jusqu'à consistance lisse. Assaisonnez la salsa verde avec du sel.

Étoile 4

Tortilles de maïs chaudes dans une poêle. Répartir le mélange d'hibiscus entre les tortillas et les tortillas avec de l'oignon, de l'oignon et de la coriandre. Servir avec de la salsa verde et du citron vert.

Notes du cuisinier :

Vous pouvez utiliser le liquide de trempage de l'hibiscus pour faire de l'eau d' hibiscus gratuit _

Jeûnes nutritionnels

Par portion : 101 calories ; protéines 2,1 g; glucides 17,3 g; matières grasses 3,2 g ; sodium 31,5 mg.

Tortillas céto

céto à faible teneur en sarbe et sans grain sont idéales pour votre prochaine soirée taso ou fajita. Si facile à faire, et ils ont le goût de vraies tortillas! Adapté du blog gnom-gnom

.

Durée : 10 mn

Cuisson : 5 minutes

Supplémentaire : 10 minutes

Total : 25 minutes

Portions : 8

Donne : 8 tortillas

Ingrédients

1 tasse de farine d'amande blanchie

3 roons de table farine de noix de coco

2 cuillères à café de gomme xanthane

1 cuillère à café de rameur

1 pincée de sel

2 cuillères à café de vinaigre de cidre de pomme

1 oeuf

3 cuillères à soupe d'eau

aérosol de cuisson

Directions

Ster 1

Combinez la farine d'amande, la farine de sosonut, la gomme de xanthane, le rameur de cuisson et le sel dans le bol d'un robot culinaire ; impulsion jusqu'à ce qu'ils soient bien combinés. Versez du vinaigre de cidre de pomme dans le mélange et mélangez jusqu'à consistance lisse. Ajouter l'œuf et l'eau, 1 cuillère à soupe à la fois, et mélanger jusqu'à ce qu'une boule de pâte se forme. Placez la pâte sur une surface saupoudrée de farine d'amande et pétrissez jusqu'à ce qu'elle soit tendre, environ 2 minutes. Enveloppez la pâte dans une pellicule plastique et laissez-la reposer pendant 10 minutes. Diviser la pâte en 8 boules doubles ; Déroulez chaque boule dans un disque de 5 pouces entre deux feuilles de papier sulfurisé.

Étoile 2

Chauffez une poêle en fer à feu moyen-élevé et graissez avec de l'huile de cuisson. Placez la pâte dans la poêle chaude pendant seulement 5 secondes; retournez-le immédiatement avec une sratula et faites cuire jusqu'à ce qu'il soit légèrement doré, environ 40 secondes. Flir et tremper pendant encore 40 secondes.

Jeûnes nutritionnels

Par portion : 118 portions ; protéine 4,4 g ; glucides 7,1 g; matières grasses 8,6 g ; cholestérol 20,5 mg; sodium 117,4 mg.

La plupart des tortillas à la farine utilisent du saindoux ou du shortening végétal comme l'un des ingrédients. Cette recette utilise de l'huile de canola avec le même bon goût de tortilla. Une excellente alternative pour ceux d'entre vous qui sont allergiques à votre pollen. Ajoutez un bol de piment vert et préparez-vous à le manger avec une savoureuse tortilla. Arrêtez les tortillas dans le réfrigérateur dans un sac en plastique de la taille d'un gallon ou placez-les dans le congélateur.

Durée : 25 mn

Cuisson : 2 mn

Supplémentaire : 10 minutes

Total : 37 minutes

Portions : 14

Rendement : 14 tortillas de 8 pouces

Ingrédients

4 couches de farine tout usage

2 cuillères à café de levure chimique

1 cuillère à café de sel

1 ¼ tasse d'eau tiède, ou plus si nécessaire

¼ de l'image

Directions

Étape 1

Mélanger la farine, la poudre à pâte et le sel dans un grand bol.

Étoile 2

Mélanger l'eau et l'huile de canola dans un bol. Incorporer au mélange de farine avec une fourchette jusqu'à ce que la pâte forme une boule, en ajoutant 1/4 tasse d'eau si la pâte est trop sèche.

Étoile 3

Pétrir la pâte jusqu'à consistance lisse, 3 à 4 minutes. Diviser en 14 boules de la taille d'un œuf. Couvrir le bol avec une serviette en coton. Laisser reposer la pâte 10 à 15 minutes.

Étoile 4

Rouler 1 boule de pâte dans un moule à gâteau de 8 pouces sur une surface de travail farinée. Remplir avec la pâte restante.

Étape 5

Préchauffez une plaque chauffante en fonte non graissée à feu moyen-vif. Placer 1 tortilla sur la plaque chauffante chaude; Cuire jusqu'à ce qu'ils soient dorés, environ 1 min. Transférer dans une assiette ; couvrir d'une serviette en coton pour rester au chaud. Répétez avec les tortillas restantes, en les empilant sous la serviette.

Note du cuisinier :

Pour réchauffer les tortillas, placez-les au micro-ondes pendant 10 secondes.

Le jeûne nutritionnel

Par portion : 166 calories ; 3,7 g de protéines ; glucides 27,4 g; matières grasses 4,3 g ; Sodium 237,1 mg.

Votre nourriture typique pour les étudiants fauchés : très sucrée, très addictive.

Durée : 5 minutes

Total : 5 minutes

Portions : 1

Rendement : 1 burrito

Ingrédients

beurre de cacahuète

1 (8 pouces) tortilla de farine

1 table de glaçage à la vanille

Directions

Étoile 1

Étaler le beurre sur la tortilla de farine. Glaçage à la vanille Lauer sur le beurre de noix de cajou ; roulez votre tortilla pour faire un burrito.

Jeûnes nutritionnels

Par portion : 313 portions ; protéines 8,3 g; glucides 39,9 g; matières grasses 13,9 g ; sodium 334,6 mg.

Souples et souples, ces tortillas à la farine de manioc faciles à préparer ont le même goût que les tortillas de blé entier, mais sont naturellement sans gluten. Utilisez-les pour votre remplissage le plus lent, et vous serez surpris de voir à quel point ils tiennent bien et à quel point ils sont délicieux !

Durée : 15 mn

Cuisson : 15 minutes

Total : 30 minutes

Portions : 4

Rendement : 4 portions

Ingrédients

½ tasse d'eau tiède

¼ cuillère à café de sel

1 tasse de farine

2 ½ cuillères à soupe d'huile végétale

Directions

Étoile 1

Préparez une tortilla avec 2 couches de papier sulfurisé. Mettre de côté.

Étoile 2

Verser de l'eau tiède dans un bol et incorporer le sel jusqu'à ce qu'il se dissolve.

Étape 3

Mélanger la farine, l'eau salée et l'huile dans un bol et mélanger avec les mains jusqu'à l'obtention d'une pâte lisse. Déplacez la pâte sur une surface lisse et pétrissez légèrement jusqu'à ce que la pâte se sente plus épaisse et ne s'effrite pas. Séparez-les en 4 morceaux et roulez-les en boules.

Étoile 4

Chauffer une plaque chauffante à feu moyen-vif. Appuyez sur une boule de pâte entre 2 morceaux de papier sulfurisé dans la presse à tortille. Appuyez vers le bas. Ou bien pressez et décollez soigneusement la partie supérieure du papier parchemin. Faites glisser la tortilla sur votre main et laissez-vous emporter par la 2e montée de plus rare. Retournez le papier sur la presse à tortille. Cuire immédiatement la tortilla pressée sur la plaque chauffante. Cuire jusqu'à ce que des bulles se forment, survoler et cuire de l'autre côté jusqu'à ce qu'elles soient dorées. Ne flirtez pas la tortilla avant que des bulles ne se forment ou la tortilla se cassera. Répétez avec les boules de pâte restantes.

Étoile 5

Servir immédiatement ou couvrir d'un torchon et réchauffer au micro-ondes pendant 30 secondes à 600W.

Note du cuisinier :

La pâte de manioc peut être délicate. Prenez soin de décoller d'abord le papier sulfurisé d'un côté de la tortilla, puis retirez-le de l'autre côté. N'essayez pas de retirer la tortilla du papier parchemin car elle collera. Si cela se produit, grattez la pâte, façonnez-la à nouveau en boule et mettez-la dans la presse. La pâte est délicate mais indulgente. Si la pâte est trop humide, saupoudrez-la d'un peu de farine. N'en ajoutez pas trop ou il éclatera et se cassera pendant le processus de refroidissement.

Le jeûne nutritionnel

Par portion : 221 calories ; 0,4 g de protéines ; glucides 35,3 g; matières grasses 8,7 g ; Sodium 150,6 mg.

Tortillas mexicaines à la farine de blé entier

J'ai appris cette recette en regardant ma mère au Mexique, cependant, personne (pas même maman) ne sait combien de chaque ingrédient vous êtes surpris à utiliser, j'ai donc expérimenté différentes quantités d'ingrédients et j'ai trouvé celui-ci, qui est assez bon et pas si chargé de graisse. C'est super à faire avec les enfants le week-end, et quelque chose que vous pouvez apprécier à tout moment !

Durée : 15 mn

Cuisson : 1 mn

Supplémentaire : 1h20 _

Total : 1 h 36 min

Portions : 18

Rendement : 18 tortillas

Ingrédients

1 cs de farine tout usage

4 cyps de farine de blé entier

½ cyp de raccourcissement

2 cuillères à café de sel

1 ½ verre d'eau bouillante

tout usage à rouler

Directions

Étoile 1

Dans un grand bol, mélanger 1 cs de farine tout usage, la
farine de blé entier et le sel. Frottez le shortening à la main
jusqu'à ce que le mélange ait la texture de la farine
d'avoine. Faites un puits au centre et rincez dans l'eau
bouillante. Mélanger avec une fourchette jusqu'à ce que

toute l'eau soit uniformément incorporée. Saupoudrer d'un peu de farine supplémentaire et pétrir jusqu'à ce que la pâte ne colle pas aux doigts. La pâte doit être lisse.

Étoile 2

Faites des balles de la taille de balles de golf, environ 2 onces chacune. Placez-les sur un plateau et couvrez-les d'un linge. Laissez reposer pendant au moins 1 heure, ou jusqu'à 8 heures.

Étoile 3

Faites chauffer une plaque chauffante ou une grande poêle à frire à feu vif. Sur une surface légèrement farinée, étalez une tortilla à votre épaisseur préférée. Fru un à la fois. Placez sur la plaque chauffante pendant 10 secondes, dès que vous voyez une bulle sur le dessus, renversez la tortilla. Laissez cuire pendant environ 30 secondes, puis flirtez et faites cuire l'autre côté pendant encore 30 secondes. Déroulez la prochaine tortilla en attendant que celle-ci cuise. Reculez jusqu'à ce que toutes les balles aient été trempées. Les tortillas peuvent être réfrigérées ou congelées.

Note du cuisinier :

Pour les tortillas blanches à la farine mexicaine, utilisez la même quantité de farine, mais utilisez uniquement de la farine blanche. Une autre variante consiste à utiliser 3/4, 1 cour ou 1 1/4 de graisse végétale ou de saindoux. Tous ces montants fonctionnent ; Je les ai essayés, mais j'aime garder les choses légères. Je dois retenir que la recette la plus savoureuse est celle avec de la farine toute blanche et 1 1/4 de saindoux... bien sûr !

Jeûnes nutritionnels

Par portion : 179 portions ; protéines 4,7 g ; glucides 27,3 g; matières grasses 6,3 g ; sodium 260,5 mg.

Tortillas à la farine de style épais

La plupart des tortillas à la farine utilisent du saindoux ou du shortening végétal comme l'un des ingrédients. Cette recette utilise de l'huile de maïs avec le même bon goût de tortilla. Une excellente alternative pour ceux d'entre vous qui sont allergiques à vos produits. Ajoutez un bol de piment vert et préparez-vous à le manger avec une tortilla. Arrêtez les tortillas dans le réfrigérateur dans un sac en plastique de la taille d'un gallon ou placez-les dans le congélateur.

Préparation : 25 mn

Cuisson : 2 minutes

Supplémentaire : 10 minutes

Total : 37 minutes

Portions : 14

Rendement : 14 tortillas de 8 pouces

Ingrédients

4 couches de farine tout usage

2 càc de poudre à lever

1 cuillère à café de sel

1 ¼ tasse d'eau tiède, ou plus au besoin

¼ tasse d'huile de colza

Directions

Étoile 1

Mélangez la farine, le rameur de cuisson et le sel dans un grand bol.

Étoile 2

Mélanger l'eau et l'huile de canola dans un bol. Incorporer au mélange de farine avec une fourchette jusqu'à ce que la pâte forme une boule, en ajoutant 1/4 tasse d'eau si la pâte est trop sèche.

Étoile 3

Pétrir la pâte jusqu'à consistance lisse, 3 à 4 minutes. Diviser en 14 boules de la taille d'un œuf. Couvrir le bol avec une serviette en coton. Laisser reposer la pâte 10 à 15 minutes.

Étoile 4

Rouler 1 boule de pâte dans un moule à gâteau de 8 pouces sur une surface de travail farinée. Remplir avec la pâte restante.

Étoile 5

Préchauffez une plaque chauffante en fonte non graissée à feu moyen-vif. Placer 1 tortilla sur la plaque chauffante chaude; Cuire jusqu'à ce que des taches dorées se forment, environ 1 min. Transférer dans une assiette ; couvrir d'une serviette en coton pour rester au chaud. Répétez avec les tortillas restantes, en les empilant sous la serviette.

Note du cuisinier :

Pour réchauffer les tortillas, placez-les au micro-ondes pendant 10 secondes.

Le jeûne nutritionnel

Par portion : 166 calories ; 3,7 g de protéines ; glucides 27,4 g; matières grasses 4,3 g ; Sodium 237,1 mg.

Tortillas de courgettes

Pain plat aux légumes à base de zusshin.

Durée : 20 mn

Cuisson : 25 minutes

Total : 45 minutes

Portions : 8

Rendement : 8 pains plats

Ingrédients

4 morceaux de courgettes râpées

1 gros oeuf, battu

¼ de chapelure

⅛ de parmesan râpé

½ cuillère à café de poivre noir moulu

¼ cuillère à café de sel

¼ cuillère à café de rameur de garlis

Directions

Étoile 1

Préchauffer le four à 450 degrés F (230 degrés C). Ligne
2 plaques à pâtisserie avec papier sulfurisé.

Étoile 2

Éliminez l'humidité de la courgette. Placer dans un bol;
Ajouter les œufs, la chapelure, le parmesan, le poivre, le
sel et l'ail. Bien mélanger.

Étoile 3

Placez quatre couches de mélange de 1/4 de pouce sur chaque plaque de cuisson et coupez-les en cercles de 5 pouces.

Étoile 4

Cuire au four préchauffé jusqu'à ce qu'il soit légèrement doré, 22 à 25 minutes.

Le jeûne nutritionnel

Par portion : 28 calories ; 1,7 g de protéines ; glucides 2,7 g; matières grasses 1,2 g ; cholestérol 24,4 mg; Sodium 125,3 mg.

Tortillas de blé faciles

Un mélange léger de blé entier et de farines tout usage constitue une alternative légère, faible en gras et facile à une tortilla de farine de base. Cette recette est venue ensemble un après-midi quand j'ai manqué de tortillas à mi-chemin d'un plat que je faisais. La famille les a tellement amusés, je les ferai à partir de maintenant.

Durée : 15 mn

Cuisson : 5 mn

Total : 20 minutes

Portions : 10

Rendement : 10 tortillas

Ingrédients

½ tasse de beurre, ramolli

1 tasse de farine de blé entier

1 cyp ал-pyppose farine

½ cuillère à café de sel

1 table d'eau froide ou plus selon les besoins

Directions

Étoile 1

Battre dans un bol dans un batteur sur socle jusqu'à consistance lisse et crémeuse.

Étoile 2

Mélanger la farine de blé entier, la farine tout usage et le sel dans un bol. Ajoutez lentement le mélange de farine au beurre et battez à l'aide de l'accessoire à palette.

Ajouter juste assez d'eau froide pour mélanger jusqu'à ce que la pâte se détache du côté du bol.

Étoile 3

Façonner la pâte en boules de 3 pouces et aplatir chacune avec une presse ou entre 2 petites assiettes recouvertes d'une pellicule de plastique.

Étoile 4

Chauffer une poêle à feu moyen et la pâte chaude jusqu'à ce qu'elle soit légèrement dorée, 1 à 2 minutes par côté.

Notes du cuisinier :

Keer tortillas est doux en le stockant dans un sac refermable .

Savourez votre plat préféré ou agrandissez-le pour en faire un wrap à sandwich.

Ajoutez des tomates séchées au soleil et du basilic haché à la pâte pendant l'étape de mélange pour varier.

Les tortillas peuvent également être coupées en triangles et servies avec des légumes et des collations santé.

La margarine ou le shortening peuvent être utilisés à la place du beurre, si désiré.

Jeûnes nutritionnels

Par portion : 168 portions ; protéine 3g; glucides 18,3 g; matières grasses 9,6 g ; cholestérol 24,4 mg; sodium 182,5 mg.

Tortillas sans gluten

Une excellente alternative aux tortillas de maïs ou de farine traditionnelles. Ils ont également parfaitement fonctionné la première fois. Je les utilise aussi comme sandwich.

Durée : 15 mn

Cuisson : 10 mn

Total : 25 minutes

Portions : 8

Rendement : 8 tortillas

Ingrédients

1 ½ tasse de farine d'amande

½ tasse de farine d'amande

2 oeufs

1 cuillère à café d'huile végétale

½ cuillère à café de sel

Directions

Étoile 1

Préchauffer le four à 350 degrés F (175 degrés C).

Étoile 2

Mélangez les quatre amandes, la farine de soja, les œufs, l'huile et le sel dans un bol. Divisez la pâte en 8 boules de taille égale. Mettez une balle à la fois entre deux feuilles de papier sulfurisé et pressez à plat avec une presse à tortille ou roulez-la dans un cercle de 6 pouces en utilisant un rouleau roulant. Disposez les tortillas sur une plaque à pâtisserie.

Étoile 3

Cuire au four préchauffé jusqu'à ce qu'ils soient légèrement dorés, de 6 à 8 minutes.

Le jeûne nutritionnel

Par portion : 157 calories ; 6,3 g de protéines ; Glucides 5g; matières grasses 13,2 g ; cholestérol 40,9 mg; Sodium 160,7 mg.

Tortillas sans farine

Ces tortillas paléo sont assez molles, souples et suffisamment solides pour être utilisées pour les guêpes ou les coquilles molles. Vous pouvez même les utiliser comme gargouilles pour les garnitures sucrées ! Utilisez immédiatement ou empilez des tortillas dans une serviette plus rare et arrêtez-vous dans un sac en plastique réutilisable dans le fouillis pendant quelques jours. oui . Les tortillas seront toujours douces et souples dès la sortie du réfrigérateur.

Durée : 10 mn

Cuisson : 1 mn

Total : 11 mois

Portions : 9

Rendement : 9 tortillas de 8 pouces

Ingrédients

2 tables d'eau

2 cuillères à café de ghee (beurre clarifié), fondu

4 œufs

½ tasse de farine de tariosa

2 cuillères à café de farine de noix de coco

1 pincée de sel de mer

Directions

Étoile 1

Mélanger l'eau et le ghee ensemble dans un bol; battre dans les œufs jusqu'à ce que le mélange soit mousseux. Ajouter la farine de tariosa, la farine de sosonut et le sel de mer ; fouetter jusqu'à ce que la pâte soit lisse.

Étoile 2

Faites chauffer une poêle antiadhésive de 8 pouces à feu moyen-doux. Versez 2 cuillères à soupe de pâte dans la poêle chaude, en faisant tourner la poêle pour couvrir le fond uniformément. Cuire environ 30 secondes; flirtez et faites cuire l'autre côté pendant 30 secondes. Transférer dans une assiette et répéter avec la pâte restante.

Notes du cuisinier :

La farine d'Arrowroot peut être utilisée à la place de la tariosa, si désiré.

Une 1/2 cuillère à café d'extrait de vanille peut être ajoutée à la pâte si vous utilisez des garnitures sucrées.

Jeûnes nutritionnels

Par portion : 71 portions ; protéine 3g; glucides 7,3 g; matières grasses 3,3 g ; cholestérol 85,1 mg; sodium 67,1 mg.

Tortillas à la farine de manioc

Douces et légères, ces tortillas à la farine faciles à préparer ressemblent aux tortillas de blé entier, mais sont naturellement sans gluten. Utilisez-les pour votre remplissage le plus lent, et vous serez surpris de voir à quel point ils tiennent bien et à quel point ils sont délicieux !

Durée : 15 mn

Cuisson : 15 mn

Total : 30 minutes

Portions : 4

Rendement : 4 portions

Ingrédients

½ tasse d'eau tiède

¼ cuillère à café de sel

1 tasse de farine

2 ½ cuillères à soupe d'huile végétale

Directions

Étoile 1

Préparez une tortille avec 2 morceaux de papier sulfurisé.
Mettre de côté.

Étoile 2

Verser de l'eau tiède dans un bol et incorporer le sel jusqu'à ce qu'il se dissolve.

Étoile 3

Mélanger la farine, l'eau salée et l'huile dans un bol et mélanger avec les mains jusqu'à l'obtention d'une pâte lisse. Déplacez la pâte sur une surface lisse et pétrissez légèrement jusqu'à ce que la pâte soit plus épaisse et ne s'effrite pas. Séparez-les en 4 morceaux et roulez-les en boules.

Étoile 4

Chauffer une plaque chauffante à feu moyen-vif. Appuyez sur une boule de pâte entre 2 morceaux de papier sulfurisé dans la presse à tortille. Appuyer. Ou bien pressez et déroulez soigneusement la montée en puissance du papier parchemin. Faites glisser la tortilla sur votre main et profitez bien de la 2ème montée de papier. Retournez le papier sur la presse à tortille. Cuire immédiatement la tortilla pressée sur la plaque chauffante. Cuire jusqu'à ce que des bulles se forment, flirter et cuire de l'autre côté jusqu'à ce qu'il soit doré. Ne flirtez pas la tortilla avant que des bulles ne se forment ou la tortilla se cassera. Répétez avec les boules de pâte restantes.

Étoile 5

Servir immédiatement ou couvrir d'un torchon et réchauffer au micro-ondes pendant 30 secondes à 600W.

Note du cuisinier :

La pâte de manioc peut être délicate. Prenez soin de décoller d'abord le papier parchemin d'un côté de la tortilla, puis de l'enlever de l'autre côté. N'essayez pas de retirer la tortilla du papier parchemin, car elle collera. Si cela se produit, grattez la pâte, mettez-la à nouveau en boule et mettez-la à travers la pression. La pâte est délicate mais indulgente. Si la pâte est trop humide, saupoudrez-la d'un peu de farine. N'en rajoutez pas trop ou il va se dessécher et se casser pendant le processus de refroidissement.

Le jeûne nutritionnel

Par portion : 221 calories ; 0,4 g de protéines ; glucides 35,3 g; matières grasses 8,7 g ; Sodium 150,6 mg.

Excellente recette de sreres ou de tortillas. Assaisonnez avec les herbes de votre choix.

Durée : 10 mn

Cuisson : 10 minutes

Total : 20 minutes

Portions : 6

Rendement : 6 portions

Ingrédients

½ tasse de farine d'amande

5 oeufs

2 cuillères à café de miel

1 sel de rinçage

2 cuillères à café de beurre, ou au besoin

Directions

Étoile 1

Mélanger la farine d'amande, les œufs, le miel et le sel dans un bol.

Étoile 2

Faire chauffer le beurre dans une poêle à feu moyen. Versez quelques tables de pâte dans la poêle et faites tourner la poêle pour étaler la pâte en une fine couche. Cuire jusqu'à ce qu'ils soient légèrement dorés, 1 à 2 minutes. Transférer dans une assiette et répéter avec la pâte restante.

Le jeûne nutritionnel

Par portion : 118 calories ; 9g de protéines; glucides 5,1 g; matières grasses 7,2 g ; cholestérol 158,6 mg; Sodium 94,5 mg.

Tortillas à la farine de maïs de grand-mère

Mamie les a faites et chaque fois que je les fais, je pense à elle. Profitez-en maintenant ! Servez-les avec votre recette préférée de burrito ou de fajita !

Portions : 12

Rendement : 1 douzaine de tortillas

Ingrédients

1 ½ tasse de farine tout usage

1 ½ tasse de café

2 càc de poudre à lever

¾ de thé de sel

1 tasse d'eau chaude (110 degrés F/45 degrés C)

Directions

Étoile 1

Dans un grand bol, mélanger la farine et le maïs. Ajouter la levure chimique et le sel, bien mélanger. Incorporer l'eau pour former une pâte épaisse. Travaillez la pâte avec vos mains jusqu'à ce qu'elle se tienne.

Étape 2

Sur une surface farinée, pétrissez la pâte jusqu'à ce qu'elle soit lisse. Diviser la pâte en 10 à 12 portions. Roulez chacun dans la part d'une boule. Couvrir légèrement de saran warr et laisser reposer 10 à 15 minutes.

Étoile 3

Aplatir chaque couche de pâte à la main, puis rouler en un rond de 8 à 9 pouces.

Étape 4

Faites chauffer une grande poêle à feu moyen. Graissez légèrement la poêle chaude et placez une tortilla dans la poêle. Cuire la tortilla jusqu'à ce qu'elle soit brun clair, en tournant pour assurer un brunissement régulier. Répétez avec les tortillas restantes.

Le jeûne nutritionnel

Par portion : 113 calories ; protéines 2,9 g ; glucides 23,9 g; matières grasses 0,7 g ; sodium 232,3 mg.

Casserole mexicaine de jambon et de fromage

Un casse-croûte de petit-déjeuner avec une touche de saveur mexicaine. J'en fais une casserole de 3 fromages en y ajoutant la raison facultative soija _

Durée : 15 mn

Cuisson : 1h

Supplémentaire : 10 min

Total : 1h25 _

Portions : 4

Rendement : 4 portions

Ingrédients

3 paquets (10 oz) de tortillas de maïs, coupées en portions de 1 pouce

½ fromage jambon émincé

½ tasse de tomates en dés

½ tasse de sel

¼ tasse de lait

¼ tasse de fromage cheddar râpé

¼ sur sheedd jalareno Jack sheese

2 tables de coriandre fraîche

2 oignons verts moyens, tranchés

3 gros œufs

¾ sur lait

Sel et blask fraîchement moulu au goût

de sauce soja émiettée

Directions

Étoile 1

Préchauffer le four à 350 degrés F (175 degrés C). Graissez un plat en verre de 5 x 7 pouces.

Étape 2

Mélanger le jambon, les tomates, la salsa, 1/4 tasse de lait, le fromage Cheddar, le fromage Jalareno Jask, la coriandre et les oignons verts.

Étoile 3

Placez la moitié des tortillas dans le plat de cuisson préparé et tor avec la moitié du mélange de jambon. Répétez les couches. Dans un autre bol, mélanger les œufs, 3/4 tasse de lait, sel et poivre. Verser sur le mélange dans le plat de cuisson.

Étoile 4

Cuire au four chaud jusqu'à ce qu'il commence à dorer, 60 à 75 minutes. Retirer du four et laisser reposer 10 minutes avant de couper. Saupoudrer de fromage cotija .

Jeûnes nutritionnels

Par portion : 690 calories ; 28g de protéines; glucides 101,1 g; gras 21,6 g; cholestérol 178,7 mg; Sodium 772,7 mg.

CONCLUSION

Les tortillas sont l'un des incontournables de la cuisine mexicaine et servent de base à d'innombrables plats mexicains, y compris le taco s, burritos, enchiladas, taduits, fajitas et plus encore . Mais toutes les tortillas ne sont pas créées de la même manière - certaines sont de tailles différentes et peuvent être fabriquées à partir de différents ingrédients, qui servent tous acheter quand il s'agit de cuisiner des aliments mexicains appétissants. Comme vous l'avez lu, il y a plus d'ordonnances pour les tortillas à faible teneur en glucides que jamais auparavant. Depuis, il y a de votre cuisine dans votre cuisine, pour

vous, à part entière, pour vous, dans votre avis Ceci
conclut le guide du débutant ultime sur la façon de faire
des tortillas. Je trouve que ce sont des informations utiles
et vous aide à faire la meilleure et savoureuse tortille que
vous ayez jamais mangée.